Matthias Behrends

Soziale und ethische Aspekte der Einführung des Diphtherieheilserums nach Behring und Ehrlich

GRIN Verlag

Bibliografische Information der Deutschen Nationalbibliothek:

Die Deutsche Bibliothek verzeichnet diese Publikation in der Deutschen Nationalbibliografie; detaillierte bibliografische Daten sind im Internet über http://dnb.d-nb.de/ abrufbar.

Impressum:

Druck und Bindung: Books on Demand GmbH, Norderstedt Germany
ISBN: 978-3-638-91353-9

Soziale und ethische Aspekte der Einführung des Diphtherieheilserums nach Behring und Ehrlich

Matthias Behrends

Institut für Geschichte der Medizin
der Ruprecht-Karls-Universität zu Heidelberg

Hauptseminar WS 2003/04

„Pharmazeutische Industrie, Medizin
und Infektionskrankheiten 1900 – 1960"

Datum der Abgabe: 28. Januar 2004

Inhaltsverzeichnis

1 Einleitung

Beginnt der Mensch, der im Laufe der Jahrtausende die sichtbare Welt seinem Willen unterzwang, jetzt mit Erfolg die Waffen zu schmieden gegen seine unsichtbaren Feinde?

(Antigone)

Die medizinische Wissenschaft des ausgehenden 19. Jahrhunderts ist geprägt von epochalen Entdeckungen und Entwicklungen, deren Ergebnisse noch heute deutlich spürbar sind. Insbesondere die Mikrobiologie – eine damals noch relativ junge Disziplin medizinischer Forschung – leistete zahlreiche entscheidende Beiträge für den am Ende niemals endgültig zu gewinnenden Kampf gegen die Infektionskrankheiten.

Als Voraussetzung für eine Darstellung der sozialen und ethischen Aspekte der Einführung des Diphtherieheilserums, soll zunächst erarbeitet werden, was zu verschiedenen Zeiten unter „Diphtherie" verstanden wurde. Hieraus ergeben sich wichtige Konsequenzen für die epidemiologische Statistik, auf deren Grundlage die Evaluation des Diphtherieheilserums zumeist basiert. Hiernach soll das Bedrohungspotential der Diphtherie und die hieraus resultierenden Folgen für die Preispolitik dargestellt werden. Die klinischen Versuche zur Einführung der Serumtherapie sollen unter ethischen Gesichtspunkten beleuchtet werden: Waren die notwendigen Voraussetzungen erfüllt, die einen Einsatz der Serumtherapie am Menschen rechtfertigten? Auf die aktive Diphtherieschutzimpfung kann hier aus Platzgründen nicht eingegangen werden. Ebenfalls aus der Betrachtung ausgeklammert werden müssen Serumhersteller, die neben Hoechst einen nicht unerheblichen Anteil an der Produktion hatten (z.B. Schering).

Abschließend wird ein Exkurs der Frage nachgehen, welchen Einfluss die Einführung der Tracheotomie und Intubation auf die Überlebenschance von diphtheriekranken Patienten vor der Etablierung der Serumtherapie hatte. Worin lag die Existenzberechtigung dieser Verfahren nach Einführung der Serumtherapie?

Die große soziale Bedeutung der Diphtherie und die Neuartigkeit des Wirkprinzips der Heilserumtherapie begründen die enorme Zahl an wissenschaftlichen Publikation und Kontroversen zu diesem Thema, sowie die Reichhaltigkeit der Sekundärliteratur. Die ausführliche Darstellung mancher Teilaspekte trat hinter dem Ziel, eine überblicksartige Darstellung zu geben, zurück. Ausgangspunkt für diese Arbeit war die Monografie von Carola Throm, die sich insbesondere den pharmaziehistorischen Aspekten widmet. Eine besonders umfassende Darstellung der ethischen Aspekte medizinischer Versuche im 19. Jahrhundert findet sich bei Barbara Elkeles.

2 Der „Diphtherie"-Begriff im Wandel der Zeit

Für den praktischen Arzt des 19. Jahrhunderts war das klinische Bild, welches ein Patient bot, die alleinige Basis für die Diagnosestellung und somit für die Wahl der Therapie.[1] Erst im letzten Dezennium des Jahrhunderts ließ sich durch mikrobiologische Verfahren nachweisen, dass Racheninfektionen mit sehr ähnlichem klinischen Erscheinungsbild von äußerst verschiedenen bakteriellen Erregern verursacht werden können. Eine etwa durch Staphylokokken hervorgerufene Racheninfektion kann auf der Grundlage des klinischen Erscheinungsbildes meist nicht eindeutig von einer – ihrerseits durch *Corynebacterium diphtheriae* ausgelösten – Diphtherie abgegrenzt werden.[2] Dieser Umstand hatte weitreichende Folgen für die Definition des *Diphtherie*-Begriffes und damit für die epidemiologische Statistik im 19. Jahrhundert sowie für die Frage, auf welche Weise das Heilserum auf seine Wirksamkeit hin überprüft werden sollte.

Im Laufe des 18., 19. und anbrechenden 20. Jahrhunderts durchlief die Definition des Begriffes „Diphtherie" verschiedene Versionen. Diese unterschieden sich – gemäß den jeweils zu Grunde gelegten pathologischen Prinzipien und Denkmodellen – in Art und Zahl der aus heutiger Sicht unabhängigen Entitäten, die unter dem Begriff subsumiert wurden.

Pierre Bretonneau, der Schöpfer des Namens der Diphtherie, hatte bereits 1826 auf der Grundlage von Studien über die Diphtherieepidemien in Tours, Chenusson und La Ferrière, sowie zahlreichen klinischen und pathologischen Untersuchungen eine Definition der Erkrankung geschaffen, wie sie zum Ende des Jahrhunderts durch Erkenntnisse in der Mikrobiologie neu begründet werden sollte. [3] Die bestehende Definition wurde jedoch verlassen, da sie mit der Krankheitslehre Rudolf Virchows unvereinbar war. Letztere erhob einander ähnliche pathologische Manifestationen schon dann zu eigenständigen Entitäten, wenn diese an verschiedenen Stellen im Körper auftraten. Auf der Basis seiner Krankheitslehre gelangte Virchow zu einer vergleichbar engen Definition der Diphtherie:

> *„Nach Virchow durfte nur die mit Gewebszerstörung (Nekrose) einhergehende Membranbildung „diphtherisch" genannt werden. In diesem Sinne genommen wurden einerseits vom Diphtheriebegriff der Kehlkopfkrupp und die Lähmungserscheinungen ausgeschieden, andererseits aber wurden solche Erkrankungen der Schleimhaut und der äußeren Haut zur Diphtherie gerechnet, welche zwar der anatomischen Definition Virchows entsprachen, aber mit dem jetzt geltenden Begriffsinhalt dieses Wortes nichts zu tun haben (Scharlachdiphtherie, Darmdiphtherie, Hautdiphtherie beim Hospitalbrand usw.)"*[4]

1 Kann (1894).
2 Strübing (1891), S. 1299.
3 Bretonneau (1826).
4 Behring (1915), S. 30 [Hervorhebungen im Text].

Dieser „Rückschritt der Diphtherieforschung“, der die Diphtherie-Definition Bretonneaus in ein „zusammenhangloses Konvolut von anatomisch gekennzeichneten Schleimhaut- und Hautentzündungen“ verwandelte, war in den Augen Behrings auf die „ungeheuere Autorität *Virchows*“ zurückzuführen.[5]

2.1 Konsequenzen für die epidemiologische Statistik

Friedrich Löffler gelang im Jahre 1884 der Nachweis des kausalen Zusammenhanges zwischen dem potentiellen bakteriellen Erreger der Diphtherie und dem Symptomenkomplex, der daraufhin als *diphtheritisch* angesehen werden sollte.[6] Damit wurde es erstmals möglich, auf der Grundlage einer bakteriologischen Untersuchung eine eindeutige, reproduzierbare Diagnose der Diphtherie zu stellen. Löffler betrachtete die Entdeckung des diagnostischen Verfahrens als Voraussetzung für die Entwicklung einer kausalen Therapie:

> *„Wie kommt es, müssen wir uns fragen, dass die Therapie der Diphtherie noch nicht auf eine sichere Basis gestellt ist? Die Antwort auf diese Frage dürfte nicht schwer fallen: Es fehlte bisher eine genaue Kenntnis der Ursache der Diphtherie, und demgemäß war eine systematische wissenschaftlich experimentelle Prüfung der verschiedenen gegen diese Krankheit empfohlenen Mittel nicht möglich.“*[7]

Friedrich Löffler weist 1891 rückblickend auf die hier bereits erwähnte Problematik hin, dass mitunter einfache Rachenentzündungen mit Belägen auf den Mandeln unter dem Begriff *Diphtherie* zusammengefasst werden.[8] Bis zu dem Zeitpunkt, da die Diagnose jedes Patienten durch die mikrobiologische Untersuchung untermauert wurde, erschienen folglich auch solche Patienten in der Diphtheriestatistik, die nicht an Diphtherie litten. Die zur Beurteilung der Diphtheriemittel verwendeten Statistiken erschienen Löffler daher zu recht „im höchsten Maasse zweifelhaft“[9], selbst wenn die Anzeigepflicht für Diphtheriefälle seit 1883 vollständig ausgebildet war.[10]

---

5 Behring (1915), S. 30-31. So scharf Behring Virchows Lehre von den Krankheitsursachen auch attackiert, so sehr anerkennt er im selben Atemzug Virchows Verdienst, „die medizinische Wissenschaft von vielen Irrtümern und falschen Vorurteilen gereinigt“ zu haben, sowie seine „überragende Bedeutung auf dem Gebiet der pathologischen Anatomie“; (Behring (1915), S. 30).

6 In der Literatur findet sich häufig die widersprüchliche Auffassung, Edwin Klebs hätte bereits 1883 Corynebacterium diphtheriae beim Mikroskopieren gefunden, lediglich die Isolierung in Reinkultur bzw. ein Infizieren von Versuchstiere glückte ihm nicht. Löffler, der durch den experimentellen Nachweis, dass Corynebacterium diphtheriae die Koch'schen Postulate erfüllt, dieses als Erreger der Diphtherie verifizierte, gilt als Entdecker des Erregers (z.B. Brandis (1994), S. 506; Throm (1995), S. 16). Bókay hält es auf Grund einer Analyse der Mitteilungen von Klebs für zweifelhaft, dass Klebs und Löffler dasselbe Bakterium gesehen haben. Allein auf Grund dieser Tatsache kann Friedrich Löffler mit Recht als Entdecker des Erregers der Diphtherie angesehen werden (Bókay (1932), S. 516).

7 Löffler (1891), S. 353.

8 ebd., S. 353.

9 Löffler (1891), S. 353.

10 Virchow (1890), S. 248.

Auch war allein die Tatsache, dass ein Patient unter Anwendung des Diphtherieheilserums gesund wurde, kein sicheres Indiz für das Vorliegen einer Diphtherie. Schließlich bestand die Möglichkeit, dass der Einsatz des Heilserums den spontanen Genesungsprozess überdeckte, jedoch keineswegs verursachte. In den Ergebnissen einer 1890 durchgeführten bakteriologischen Untersuchung von Patienten, die klinisch alle als diphtheriekrank imponierten, heißt es:

> *„In 7 von 12 untersuchten Fällen fanden sich die von Löffler beschriebenen Bacillen, in den übrigen Fällen wurden diese Bacillen vermisst, dagegen fanden sich Streptococcen. Klinisch ließ sich [...] ein Unterschied nicht nachweisen.“*[11]

Diesen Umständen mussten die Verfahren zur Evaluierung des neuen Diphtherieheilmittels (unter anderem) gerecht werden, sollte der Einsatz bei einer großen Zahl von Patienten ethisch zu rechtfertigen sein.

2.2 Das epidemiologische Verhalten der Diphtherie

Diesen Umständen muss eine Bewertung seuchenhistorischer Angaben Rechnung tragen. Quantitative Angaben zur Epidemiologie der Diphtherie müssen – sofern sie sich auf die Zeit vor der Entdeckung des Diphtheriebazillus beziehen bzw. nicht durch mikrobiologische Untersuchungen verifiziert worden sind – äußerst kritisch betrachtet werden.

Berichte darüber, *dass* es in einer bestimmten Zeit eine Diphtherieepidemie gegeben hätte, sind hingegen glaubwürdig und sogar nachprüfbar, wenn detaillierte Beschreibungen der aufgetretenen Symptome vorliegen – was häufig der Fall ist. Das eindeutige Zeichen für das Vorliegen einer Diphtherieepidemie ist dabei die Malignität der Erkrankung bei den konkreten Symptomen.

Aretäus von Kappadozien beschreibt im zweiten Jahrhundert v. Chr. unter dem Namen *Ulcera syriaca* eine mit Rachengeschwüren einhergehende, durch Giftwirkung oder mechanische Erstickung häufig zum Tode führende, vorwiegend Kinder befallende Krankheit.[12] Die Vitalität der Erreger von Infektionskrankheiten bedingt deren adaptierenden, dynamischen Charakter. Dies gilt insbesondere für Zeitspannen von Jahrhunderten oder gar Jahrtausenden, weshalb diese Schilderung – so groß die Ähnlichkeit auch anmutet – mit dem, was wir heute unter Diphtherie verstehen, nicht gleichgesetzt werden darf. Offensichtlich ist jedoch, dass es sich hierbei um eine der ersten genaueren Beschreibungen einer Krankheit handelt, die der Diphtherie äußerst ähnlich ist.

[11] Pletzer (1890), S. 439-440.
[12] Fenakel (1953), S. 5.

Die Diphtherie ist im europäischen Raum seit Mitte des 16. Jahrhunderts endemisch. Die Diphtheriemorbidität zeigte ein fluktuierendes Verhalten; zeitweise verschwand sie in bestimmten Gebieten nahezu völlig und kehrte erst nach Jahren in Form einer Epidemie zurück.[13] Darüber hinaus schwankte die Diphtherieletalität deutlich und unabhängig vom Morbiditätsverlauf. Als Ursachen für diese Erscheinungen wurden einerseits in der Veränderung der Anfälligkeit der Menschen, andererseits das Auftreten verschiedener Erregertypen angesehen.[14] Die Diphtheriemorbidität stieg in den Wintermonaten regelmäßig an.[15]

Wie dies für Infektionskrankheiten im Allgemeinen zutrifft, so besteht auch im Falle der Diphtherie eine Abhängigkeit von bestimmten epidemiologischen Einflussgrößen, die sich als sozialmedizinische Attribute einer Gesellschaft charakterisieren lassen. Zu nennen sind hierbei insbesondere Ernährungszustand, Bevölkerungsdichte, hygienische Verhältnisse, Arbeitsintensität und medizinische Versorgung. Die Unvorhersagbarkeit der natürlichen Schwankungen der Diphtheriemorbitidät stellt an die Beantwortung der Frage, ob eine Änderung in einem dieser Faktoren letztere beeinflusst, besondere methodische Anforderungen. Da die Argumente für die Serumtherapie im Wesentlichen in statistischen Daten bestehen, bereitete dies den Boden für die Kritiker der Serumtherapie.

[13] ebd., S. 5.
[14] ebd., S. 9.
[15] Virchow (1890), S. 248.

3 Ethische Aspekte der klinischen Erprobung des Diphtherieheilserums

3.1 Die gesundheitspolitische Bedeutung der Diphtherie

Die Zahl der Diphtheriesterbefälle im Deutschen Reich betrug in den Jahren unmittelbar vor der Einführung des Diphtherieheilserums[16] etwa 60.000 pro Jahr – bei einer Einwohnerzahl von etwa 47 Millionen[17]. Allein in Berlin betrug im Jahre 1888 nach einer Erhebung Rudolf Virchows die Zahl der erkrankten Personen 4108.[18] *Tabelle 3.1* gibt einen Überblick über Zahl der Todesfälle durch verschiedene Infektionskrankheiten des Kindesalters in den Jahren 1900 bis 1902. Es ist ersichtlich, dass die Diphtherie von all diesen schwerwiegenden Erkrankungen in der Altersgruppe von drei bis fünfzehn Jahren die meisten Todesopfer forderte.

Bei Betrachtung dieser Zahlen wird die 1891 niedergeschriebene Auffassung Friedrich Löfflers, dass die „Heilung der Diphtherie [...] noch immer eine der lösenswerthesten Aufgaben der medicinischen Therapie" sei, sehr gut nachvollziehbar.[19] Mit dem Diphtherieheilserum sollte die jahrhundertelange Hilflosigkeit, mit der man dem „Würgeengel der Kinder"[20] gegenüberstand, einem neuen Instrument in der Hand der Ärzte weichen.

3.2 Bereits etablierte Therapien gegen Diphtherie

Es existierten vor der Einführung des Diphtherieheilserums nach Behring und Ehrlich bereits eine Fülle von Verfahren und Substanzen, die in der Therapie der Diphtherie Anwendung fanden.[21] Ein zeitgenössischer Arzt beschreibt die Situation folgendermaßen:

> *„Der Umstand, dass kein Jahr vergeht, ohne dass eine Zahl neuer therapeutischer Maassnahmen gegen die Diphtherie empfohlen wird, beweist am besten, wie unvollkommen unser Rüstzeug gegen diese Krankheit ist."*[22]

Die schon erwähnten Unsicherheiten in der Diagnose der Diphtherie leisteten hierzu ihren Beitrag. So konnte ein Heilmittel für wirksam gehalten werden, obwohl die damit behandelten Patienten oft nur deshalb wieder gesund wurden, weil sie nicht an Diphtherie, sondern an

---

16 Für das Diphtherieheilserum werden im Folgenden zugunsten der besseren Lesbarkeit auch die Begriffe Heilserum bzw. Serumtherapie verwendet. Sofern eine andere Bedeutung nicht klar ersichtlich ist, ist hierbei immer das Diphtherieheilserum (nach Behring und Ehrlich) gemeint.

17 Behring (1915), S. 69.

18 Virchow (1890), S. 248.

19 Löffler (1891), S. 353.

20 Jaeckel (2000), S. 570.

21 z.B. ebd.

22 Strübing (1891), S. 1299.

einer harmloseren Infektion des Rachens litten. Wahrscheinlich wurde auch die spontane Heilung einer leichten Diphtherie als iatrogen interpretiert. Besonders eindrucksvoll wird dies an folgendem Beispiel deutlich. Auf der im Jahre 1890 tagenden 63. Versammlung Deutscher Naturforscher und Ärzte äußerten sich zahlreiche praktische Ärzte aus verschiedenen deutschen Städten in der Diskussion über die Behandlung der Rachendiphtherie.[23] Dr. Mayer (Aachen) fordert

> *„... energische Eisbehandlung". Dabei müssten „Tag und Nacht Eisbeutel um den Hals„ gelegt werden und „die Kinder [haben] andauernd Eiswasser zu trinken". Er „brächte die Behandlung seit 1874 zur Anwendung und sah keinen Todesfall und nur selten den Übergang auf den Kehlkopf. [...] Auch andere Ärzte, welche auf seine Empfehlung hin diese Methode anwandten, berichteten überaus günstige Resultate."*

Dr. Pauli aus Lübeck empfiehlt ein entgegengesetztes Verfahren, nämlich „forciertes Schwitzen". Den Erfolg seiner Therapie maß er am Rückgang von Belägen im Rachen, die er als Diphtheriebeläge deutete. Von Dr. Tiedemann aus Bremen

> *„... wird die Kalkwasserbehandlung gerühmt, aber darauf hingewiesen, dass in den schweren Formen, namentlich septischen, alle Methoden im Stich lassen."*

Dr. Happe wendet „Tannineinreibungen im Rachen" an, Dr. Gerdes aus Witten „stäubt pulverisirten Zucker auf die Tonsillen und reicht innerlich Bierhefe [...] mit Wasser verdünnt." Dr. Steffen empfiehlt „die Anwendung von Salicylnatron."

Bei Diphtherieepidemien mit hoher Letalität (*Typus gravis*) trat die Wirkungslosigkeit all dieser Mittel zu Tage:

> *„Die Mehrzahl der Aerzte hat sich an dieses oder jenes Mittel gewöhnt und wendet dasselbe vertrauensvoll an – eine zeitlang mit gutem Erfolge, d. h. mit dem Erfolge, dass die Erkrankten genesen, bis dann plötzlich in schwierigen Fällen das Mittel versagt, und nun von neuem das Suchen nach einem besseren Mittel beginnt."*[24]

Dennoch musste sich die Serumtherapie der Diphtherie gegen diese ebenso fest etablierten, wie unwirksamen Therapieformen behaupten. Und selbst noch als die ersten Erfolg versprechenden Resultate aus klinischen Versuchen vorlagen, wurden neue Arzneien und Verfahren in Publikationen angepriesen und zur Verwendung empfohlen.[25] Ihre Feuertaufe bestand die Serumtherapie schließlich während der ersten erfolgreichen klinischen Versuche, die den ersten Schritt zur Akzeptanz in der breiten Öffentlichkeit darstellten.

---

[23] Mayer, Pauli, Tiedemann, Happe, Gerdes und Steffen (1891), S. 440; Die folgenden Behandlungsvorschläge stammen alle aus dieser Quelle. Die Zitate stammen aus dem Sitzungsprotokoll. [Hervorhebungen im Text]

[24] Löffler (1891), S. 353.

[25] z.B. *Galvanokaustisches Verfahren* (Hagedorn (1891), S. 875).

3.3 Die Versuche mit dem Diphtherieheilserum

Selbst mit heutigen Methoden kann die Wirksamkeit eines Medikamentes vor dem ersten Einsatz am Menschen nicht genau abgeschätzt werden – auch wenn große Anstrengungen unternommen werden, bereits vor der klinischer Erprobung Vorhersagen über Wechsel- und Nebenwirkungen zu treffen. Gesetzlich garantierte klinische Studien gewährleisten heute zumindest ein gewisses Maß an Sicherheit.[26]

Die Verabreichung bzw. Einnahme eines pharmazeutischen Präparates ist für den Patienten immer mit einem individuellen Risiko durch Nebenwirkungen verbunden. Dennoch ist die Einnahme im Allgemeinen dann gerechtfertigt, wenn dieses Risiko durch die heilsame Wirkung des Medikamentes überwogen wird. Das Abschätzen dieses Risiko-Nutzen Verhältnisses setzt voraus, dass diese beiden Größen – sowohl das Risiko, als auch die Wirksamkeit – in hinreichendem Maße bekannt sind bzw. mit den zur Verfügung stehenden Maßnahmen verifiziert wurden. Diese Überlegungen lassen sich ohne weiteres auf das ausgehende 19.Jahrhundert übertragen. Waren die notwendigen Voraussetzungen erfüllt, die eine Erprobung der Serumtherapie am Menschen und später die Freigabe zum routinemäßigen Einsatz am Menschen rechtfertigten?

3.3.1 Versuche an Tieren

Die experimentelle Pharmakologie des 18. Jahrhunderts weist bereits ein hohes Maß an Genauigkeit und Systematik auf.[27] In den ersten drei Jahrzehnten des 19. Jahrhunderts lag die Schaffung der theoretischen Grundlagen für den pharmakologischen Tierversuch weit hinter der Praxis des Tierexperimentes zurück.[28] Im Laufe des 19. Jahrhunderts wurde der Wert tierexperimenteller Voruntersuchungen zunehmend erkannt. Von vielen Autoren pharmakologischer Lehrbücher dieser Zeit wurde der Tierversuch allerdings abgelehnt; u.a. da er keine brauchbaren Ergebnisse für die Therapie liefere.[29] Die naturwissenschaftlichen Errungen-

[26] Es sei ausdrücklich auf die enormen Unwägbarkeiten hingewiesen, mit denen Patienten und Ärzte bei der Einführung neuer Pharmaka auch in moderner Zeit konfrontiert werden. Die Gründe hierfür sind vielschichtig. Ein Merkmal unserer Zeit ist meines Erachtens, dass sich das Profitstreben von Pharma-Unternehmen in Studien-„Sponsoring“ oder selektiver Informationspolitik äußert. Dies führt bei Vorhandensein relativ zuverlässiger wissenschaftlicher Instrumente (in-vitro-Verfahren, Studien-Designs, etc.) zur artifiziellen Schaffung neuer Risiken.

[27] Langjahr (1977), S. 7-9; Winau (1986), S. 86-97.

[28] Langjahr (1977), S. 10.

[29] ebd., S. 21-30, 105; Rosenbach (1909), S. 518.

schaften des späten 19. Jahrhunderts waren die Grundlagen für Tierversuche, die nun ihrerseits naturwissenschaftlichen Anforderungen genügten.[30]

Während bis weit ins 19. Jahrhundert hinein Arzneimittel handwerklich in Apotheken hergestellt worden waren, übernahmen in der zweiten Jahrhunderthälfte zunehmend Industrieunternehmen die Produktion und den Vertrieb von Arzneimitteln.[31] In dieser Zeit gab es für das Deutsche Reich keine gesetzlichen Bestimmungen für die Neueinführung von Arzneisubstanzen. Infolgedessen wurde der Markt von einer Vielzahl neuer, ungeprüfter Substanzen geradezu überschwemmt.[32] Wie Boas 1890 konstatiert, resultierte aus dieser Tendenz ein „unerwünschter Druck auf die so nothwendige kritische Prüfung neuer Mittel".[33] Kliniker und Pharmakologen forderten eine Beurteilung neuer Wirkstoffe „nur auf Grund langer Beobachtungen, sorgsamer Auswahl der Krankheitsfälle und durch vorurtheilsloses Erwägen der gewonnen Resultate."[34]

Neben dem Diphtherieheilserum wurden auch andere aus der Bakteriologie hervorgegangenen Therapeutika, wie das *Kochsche Tuberkulin* und das *Ehrlichsche Salvarsan*, mit dem Problem der klinischen Prüfung konfrontiert. Ein ethischer Konflikt schloss sich auch an die Einführung der Tollwutschutzimpfung durch Pasteur im Jahre 1885 an.[35] Die Betrachtung dieser Beispiele zeigt, dass zwar eindeutig festgeschriebene ethische Konventionen und gesetzliche Regelungen fehlten, es aber moralische Standards für die Einführung neuer Behandlungsformen gab, bei deren Nichteinhalten die Wissenschaftler in einen Rechtfertigungszwang kamen. Hierzu zählt die Forderung nach der Freiwilligkeit der Patienten und nach Vorsicht bei der Dosierung und der Auswahl der Kranken.[36]

Dass die schlechten Erfahrungen mit dem Tuberkulin der zweiten sensationellen Entwicklung des Jahres 1890 – der Serumtherapie gegen Tetanus und Diphtherie[37] – die Durchsetzung erschwerte, wird vielfach betont:

---

30 Die Standards waren jedoch im Vergleich zu heutigen Anforderungen minimal. Das Hypnotikum *Somnal* wurde 1890 an sechs Kaninchen erprobt, bevor es 20 Menschen gegeben wurde. Das *Amylencarbamat* erhielten 1890 neun Kaninchen und ein Hund, anschließend 25 Patienten. (Elkeles (1996), S. 125).

31 Elkeles (1996), S. 125.

32 Boas (1890), S. 19; Ein Beispiel für ein ungeprüftes Präparat, welches sich bei seiner Anwendung als gefährlich erweisen sollte, ist das 1889 in die Therapie eingeführte *Pyrodin*. (siehe bei Elkeles (1996), S. 126-131).

33 ebd., S. 19.

34 Schulz (1889), S. 12; Die Kaiserliche Verordnung von 1901 (Verordnung betreffend den Verkehr mit Arzneimitteln vom 22.10.1901) – eine an die Zweckbestimmung gebundene Verkehrsbestimmung – verfehlte ihr Ziel, den Arzneimittelverkehr zu regeln. Eine umfassende gesetzliche Regelung konnte erst mit den Arzneimittelgesetzen von 1961 und 1976 realisiert werden. (Stapel (1988), S. 73-79).

35 Geison (1995), S. 206-233.

36 Elkeles (1996), S. 147-148.

37 Behring und Kitasato (1890).

> *„... lag ja noch auch der Fehlschlag der Tuberkulinbehandlung Robert Kochs gegen die Tuberkulose den Aerzten zu sehr in den Gliedern, und man fürchtete eine erneute Enttäuschung.„*[38]

Im Gegensatz zu der von den Kritikern des Kochschen Tuberkulin monierten, vorschnellen und kritiklosen Übertragung tierexperimenteller Daten auf den Menschen[39], verhielt sich Behring diesbezüglich ausgesprochen vorsichtig. Bei der Veröffentlichung seiner ersten tierexperimentellen Studien über antitoxisch wirkende Seren beschränkt er sich ausdrücklich auf die Anwendung am Versuchstier und lehnte es ab, die viel versprechenden Resultate bereits zu diesem Zeitpunkt auf den Menschen zu übertragen.

> *„Wir unterlassen es an dieser Stelle, aus unseren Resultaten diejenigen Consequenzen zu ziehen, die – wie sie sich für die Auffindung therapeutisch wirksamer Mittel bei Thieren schon jetzt fruchtbar erwiesen haben – vielleicht auch für die Behandlung des diphtheriekranken und des tetanuskranken Menschen nützlich werken können."*[40]

Diese Vorgehensweise unterscheidet sich wesentlich von der Robert Kochs im Falle des Tuberkulins und war keineswegs selbstverständlich. Sogar Otto Heubner führte aus, die biologische Ähnlichkeit der Diphtherie bei Versuchstieren und Menschen begründe in diesem speziellen Fall die Übertragung von den Ergebnissen der Laboratoriumsversuche mit dem Heilserum auf die klinische Praxis. Er hielt die Prüfungen, die im Vorhinein mit dem Mittel im Labor angestellt worden waren für ausreichend – auch im Hinblick auf die „Hülflosigkeit am Bette unserer kleinen Kranken".[41] Der berühmte Kinderarzt wäre in diesem Punkt wahrscheinlich weniger vorsichtig vorgegangen als Behring. Der Grat zwischen übertriebener Vorsicht und dem Risiko, voreilige Schlüsse zu ziehen war schmal. Einerseits war ein möglichst schneller Einsatz aus humanen und wirtschaftlichen Gründen für alle Beteiligten wünschenswert. Ein Rückschlag bei den ersten Versuchen an Menschen, dessen Ursache nicht in der Natur des Heilserums sondern in ungewissenhafter Vorbereitung gelegen hätte, hätte neben den möglicherweise fatalen Folgen für die betroffenen Patienten den Ruf des Heilserums stark geschädigt und eine Vermarktung deutlich erschwert. Die tierexperimentelle Vorbereitung bestand unter anderem in der Bestimmung einer wahrscheinlich wirksamen aber für den Menschen harmlosen Dosis.[42] Und auch Behrings weiteres Vorgehen ist bemerkenswert im Hinblick auf die große Dringlichkeit, mit der dieses potentiell lebensrettende Heilmittel für die Therapie vieler Menschen benötigt wurde.

---

[38] Baginsky (1915), S. 1270 [Hervorhebungen im Text].
[39] Elkeles (1996), S. 148.
[40] Behring und Kitasato (1890), S. 1114.
[41] Heubner (1895), S. 22-23.
[42] Behring, Boer und Kossel (1893), S. 390.

3.3.2 Die ersten klinischen Versuche

Die ersten klinischen Versuche mit dem Diphtherieheilserum ließ Behring Ende 1891 durch Geheimrat von Bergmann an der *chirurgischen Universitätsklinik* in Berlin durchführen. Da das verwendete Serum hierbei nur ein vierzigstel der Stärke des späteren Normalserums hatte, verliefen die Untersuchungen zwar wenig erfolgreich, es spricht jedoch für die Ärzte, mit niedrigen Dosierungen begonnen zu haben.[43] Im Frühjahr 1892 kam es zu Prüfungen auf der Kinderstation der *Charité* in Berlin unter Eduard Henoch und in der Krankenabteilung des *Instituts für Infektionskrankheiten*. Sowohl Behring als auch Henoch stellten hiernach die Unschädlichkeit des Serums fest, welches etwa einem Zehntel der Stärke des späteren Normalserums entsprach.

> *„Das von mir hergestellte Diphtherieheilserum, welches von diphtherieimmunisirten Schafen stammt, ist bei der praktisch in Frage kommenden Menge und Applicationsweise für den Menschen eine ebenso unschädliche Flüssigkeit, wie eine sterilisirte physiologische Kochsalzlösung.“*[44]

Daraufhin bat Otto Heubner, der Leiter der Leipziger Poliklinik, Behring um Proben seines Diphtherieheilmittels, um diese auf der Kinderstation zu erproben.[45] In den Monaten März bis April 1893 behandelte Albrecht Kossel (Oberarzt der Kinderabteilung) im Auftrag Robert Kochs elf Kinder in der Krankenabteilung des Instituts für Infektionskrankheiten. Auch er konnte keine nachteilige Wirkung des Serums feststellen, wies eine niedrigere Letalität bei Serumbehandlung gegenüber den Vorjahren nach und empfahl auch in Anbetracht der Ergebnisse der Tierexperimente die bisherigen Resultate „in einer möglichst grossen Zahl von Fällen zu prüfen.“[46] Zu Beginn des Jahres 1893 gab es somit nur wenige Erfahrungen mit der Anwendung des Diphtherieheilserums am Menschen.

Der wissenschaftliche Durchbruch gelang durch die Erprobung des Hoechster Serums an 220 Kindern in verschiedenen Berliner Krankenhäusern, deren Ergebnisse am 19. April 1894 in der *Deutschen Medicinischen Wochenschrift* publiziert wurden[47]. Diese wissenschaftlichen Erfolge waren der entscheidende Impuls für den Beginn der Massenproduktion des Diphtherieheilserums durch die Farbwerke am 1. August 1894. Ein praktischer Arzt aus Konstanz hält, wie möglicherweise viele seiner Kollegen, den

> *„... Wunsch, das Mittel möge erst in Kinderkliniken und Krankenhäusern geprüft und dann erst in die allgemeine Praxis eingeführt werden, gerade in diesem Falle für ganz verfehlt. [...] Bis sich Eltern dazu entschliessen, ihr Kind in's Krankenhaus zu geben, ist die Krankheit meist schon so*

---

[43] ebd., S. 390.
[44] ebd., S. 389.
[45] Throm (1995), S. 51.
[46] Behring, Boer und Kossel (1893), S. 392-393.
[47] Ehrlich, Kossel und Wassermann (1894), S. 353-355.

> *weit vorgeschritten, dass man von einer so verspäteten Anwendung des Antitoxins sich nit mehr allzuviel Wirkung wird versprechen dürfen.“*[48]

Sein Argument ist selbstloser Natur, aber es war aus heutiger Sicht adäquat die Verabreichung des Heilserums zunächst noch auf die Krankenhäuser zu beschränken. Neben medizinischen Gründen spricht auch die Knappheit des Heilserums für ein solches Vorgehen.

In dieser Zeit, als die „allgemein übereinstimmende Beobachtung über das jedenfalls bessere Verhalten der Diphtherie seit der Anwendung des Heilserums“[49] anerkannt ist, tritt folgende moralische Frage auf:

> *„... ob sich nunmehr nicht der einzelne Arzt jetzt als Gewissensfrage zu stellen hat, ob er es verantworten kann, von der Behandlung mit Heilserum abzureden. [...] ... begehst Du nicht ein Unrecht gegen Deinen Patienten, wenn Du es verweigerst? Wenn der Patient nicht will, so ist es eine andere Sache, ob man das Recht hat, zuzureden. Ich habe es mehrfach gethan, und dies nicht bereut.“*[50].

Nach den ersten sensationellen Erfolgen erschien es vielen Ärzten moralisch ungerechtfertigt, die im Vergleich zu den bisher bekannten Heilmitteln hochwirksame, theoretisch gut fundierte und ungefährliche Serumtherapie nicht anzuwenden. Eine moralische Debatte um die Frage, ob man einen Einsatz des Heilserums hinreichend begründen könne, gab es spätestens zu diesem Zeitpunkt unter Ärzten nicht mehr.

3.3.3 Die Kritik an der Serumtherapie

Das Hauptargument eines der bekanntesten Kritiker der Serumtherapie, Adolf Gottstein, war folgendes:

> *„Gegen die Beweiskraft der Zahlen aus Krankenhäusern sind von verschiedenen Seiten, so auch von mir, Einwände vorgebracht worden, die hauptsächlich darauf fussen, dass durch die bacteriologische Definition der Begriff der Diphtherie verschoben sei und dass die erhaltenen Heilresultate noch innerhalb der auch sonst beobachteten Schwankungen fallen. Um zu überzeugen bedarf es größerer Zahlenunterschiede.“*[51]

Gottstein weist hier auf die Probleme hin, die in Form der natürlichen Schwankungen von Mortalität und Letalität einer Beurteilung der Wirksamkeit des Heilserums entgegenstehen. Er stellt in seinen Veröffentlichungen methodisch äußerst aufwendige Beweisführungen an, die statistische Fehler aufzeigen sollen.[52] Aus Gründen, die bei der Betrachtung der epidemiologischen Statistik bereits genannt wurden, ist in diesem Punkt Kritik häufig angebracht gewesen. Und so kann man Gottsteins Argumentation in manchen Punkten nicht ohne weiteres

48 Seiz (1894), S. 609.
49 Heubner (1895), S. 118.
50 ebd., S. 118-119.
51 Gottstein (1894), S. 154.
52 z.B. Gottstein, Adolf: Epidemiologische Studien über Diphtherie und Scharlach, Berlin 1895; nach Henius (1896), S. 15.

widersprechen. Die Beweisführung über die Heilwirkung des Diphtherieheilserums beschränkt sich allerdings nicht auf den Vergleich der Diphtheriemortalität vor bzw. nach der Einführung der Heilserumtherapie. Ohne Gottsteins Argumentation weiter zu vertiefen kann deshalb auf solche Beobachtungen verwiesen werden, die unzweifelhaft den Wirksamkeitsbeweis des Heilserums erbringen.

Auslassversuche bzw. der Vergleich behandelter und unbehandelter Patientenkollektive der gleichen Epidemie wurden von einigen Serumkritikern gefordert[53], erschienen den meisten Klinikern jedoch unnötig.[54] Da die Menge des produzierten Serums vor allem in den ersten beiden Jahren der Produktion zeitweise nicht für die Behandlung aller Patienten ausreichte, kam es mehrfach zu Konstellationen, die Auslassversuchen glichen. So konnte man in mehreren Fällen nur einen Teil der Patienten mit dem Serum behandeln; mit dem Ergebnis, dass in diesen Fällen die Wirksamkeit des Serums retrospektiv sehr eindrucksvoll nachgewiesen werden konnte.

> *„Es hatte sich nämlich unter dem unfreiwilligen Versuche, dass wegen Mangels an Heilserum die Behandlung von Diphtheriekranken, die vorher ins Werk gesetzt war, eine Zeitlang unterbrochen werden musste, im Krankenhause die Tatsache herausgestellt, dass die Sterblichkeit, welche während der Serumbehandlung (Aronson's Mittel) auf 13,2 pCt. abgesunken war, zur Zeit des Fehlens des Serums auf 47,8 pCt. anstieg, um mit erneutem Einsetzen der Serumbehandlung (Behring's Serum) wieder, wie vorher, abzusinken."*[55]

Beim Betrachten dieses Beispieles darf über den Erfolg der Serumtherapie nicht vergessen werden, wie dramatisch sich diese Situationen für die Patienten gestaltet haben muss.

Noch ein anderes Beispiel gibt Rudolf Virchow auf der Sitzung der *Berliner medicinischen Gesellschaft* am 5. Dezember 1894 (im Kaiser und Kaiserin Friedrich Krankenhaus):

> *„Herr Virchow giebt eine [...] Uebersicht der Diphtheriebehandlung im Kaiser und Kaiserin Friedrich-Kinderkrankenhause seit dem März d. J., wo das Aronson'sche Heilserum in Anwendung gezogen wurde. Die Mortalität wurde dadurch sehr günstig beeinflusst, besonders in den Monaten Juni und Juli, wo fast alle Kinder injicirt wurden. Dann versiegte aus äusseren Gründen diese Serumquelle, die frühere Behandlung wurde wieder aufgenommen, und sofort stieg die Mortalität wieder auf die frühere erschreckende Höhe."*[56]

Von diesen Fällen abgesehen wurden nur vereinzelt vergleichende Untersuchungen angestellt, was auf den unethischen Charakter solcher Versuchsmodelle zurückzuführen war. Ungefähr die Hälfte der in der chirurgischen Abteilung des *Krankenhauses Friedrichshain* in Berlin vom Februar bis zum 12. November 1894 eingelieferten Patienten wurde mit dem Serum behandelt, die andere Hälfte ohne.[57] Auf den Hintergrund für dieses Vorgehen findet sich in der

[53] Gottstein (1894), S. 155.

[54] Baginsky (1894), S. 156.

[55] Baginsky (1915), S. 1270.

[56] Virchow (1894), S. 153 [Hervorhebungen im Text]; Aronson entwickelte ein Diphtherieheilserum, welches von der Firma Schering in Konkurrenz zu Hoechst vertrieben wurde.

[57] Hahn (1895), S. 2. Darüber hinaus finden sich zwei vergleichende Studien aus Kopenhagen und Dänemark (siehe bei Elkeles (1996), S. 149).

Quelle kein Hinweis. Es kann nur spekuliert werden, dass Engpässe bei der Serumversorgung die Ursache waren, da andernfalls die Impfgegner den Fall mit größter Wahrscheinlichkeit aufgegriffen hätten.

Manche Kritiker zweifelten die Wirkung der Serumtherapie selbst dann noch an, als bereits langjährige Erfahrungen damit bestanden und sie kaum ein Kliniker mehr missen wollte. Um nur ein Beispiel zu nennen, so konnte Baginsky

> *„... aus der Beobachtungszeit vom 15. März bis 1894 zum 15. März 1895 bereits über 525 mit Heilserum behandelte Fälle [...] mit einer Gesamtsterblichkeit von 83 = 15,6 pCt. [berichten] – die gegen die frühere Durchschnittssterblichkeit von 41,1 pCt. und die sonstige des Jahres 1894 von 48,21 pCt. sich in erfreulichster Weise glücklich abhob."*[58]

Zu einem Zeitpunkt, da die Serumtherapie bereits einen festen Platz im medizinischen Alltag gefunden hatte, müssen sich ihre Kritiker den Vorwurf machen lassen, die große Zahl an Beobachtungen und Untersuchungen, die diesbezüglich angestellt worden waren, zu ignorieren bzw. pauschal abzuwerten. Solche gedanklichen Strömungen können als Außenseitertheorien angesehen werden, die sich der wissenschaftlichen Realität verschließen, anstatt sich konstruktiv mit ihr auseinanderzusetzen.

> *„... die Heilserumtherapie, deren Theorie [...], gegen biologische Fundamentalsätze verstößt, weil sie auf ungenügender Kenntnis der (qualitativ verschiedenen) Reaktionszustände, die wir Krankheit bzw. Krankheitsstadium und -form nennen, erwachsen ist."*[59]

Weindling[60] schließt aus der Annahme, dass Patienten selbst mit leichten Halsschmerzen die Krankenhäuser aufsuchten, dass dies die Zahl der erfolgreichen Therapien enorm erhöht hat. Dies sei auch darauf zurückzuführen, dass das Heilserum ohne einen bakteriologischen Test verabreicht wurde.[61] Hierzu ist zu sagen, dass man mit dem Beginn der Serumtherapie nicht abwarten konnte, bis das Ergebnis der bakteriologischen Untersuchung vorlag – dies dauerte etwa 48 Stunden. Die zur Verfügung stehenden Schnelltests wiesen eine sehr niedrige Sensitivität auf und ergaben häufig falsche Ergebnisse. Es ist nicht nachvollziehbar, wie Weindling von einer Erhöhung der Zahl der erfolgreichen Therapien durch die Behandlung von Patienten, die nur an einer relativ harmlosen Racheninfektion litten, sprechen kann. Möglicherweise bezieht sich Weindling hierbei auf den großen Zulauf, den die Krankenhäuser mit der Einführung des Heilserums verzeichnen konnten. Die Knappheit des Heilserums widerspricht allerdings der Annahme, jeder Patient mit Halsschmerzen wäre automatisch geimpft worden. Die klinischen Kriterien für die Diagnose der Diphtherie und damit für die Verabreichung der Serumtherapie blieben in den ersten Jahren nach ihrer Einführung die selben. Auch bevor das

---

[58] Baginsky (1915), S. 1270.
[59] Rosenbach (1909), S. 518 [Hervorhebungen im Text].
[60] Weindling (1992), S. 135.
[61] Weindling (1992), S. 134.

Heilserum zur Verfügung stand wurden Patienten, die an einer leichten Rachinfektion litten, wieder gesund und fanden sich häufig in Statistiken als geheilte Diphtheriefälle wieder.

3.3.4 Nebenwirkungen und Todesfälle durch Serumanwendung

Seit 1894 wurden zunehmend unerwünschte Wirkungen des Serums bekannt, die Behring bedingt sah durch

> *„... Anwendung einer unreinen Spritze oder durch Kunstfehler anderer Art [...]. Aber für die Praxis ist es von größter Wichtigkeit, wenn wir Alle jetzt das beruhigende Gefühl haben können, daß die Chancen für den Eintritt eines solchen Ereignisses so gering sind, wie man es für einen therapeutischen Eingriff nur immer wünschen kann.“*[62]

Im April 1896 trat der erste Todesfall auf, der besonders skandalträchtig war, da es sich um das Kind einer bekannten Berliner Ärztefamilie handelte. Dieses Ereignis war „natürlich für alle offenen und versteckten Gegner der Serumbehandlung das Signal zu einer wahren *Behring*-Hetze“, der „Vernichtungsschlag gegen das *Behring'sche* Heilserum“[63] aber blieb aus. Dem Vorwurf der ungenügenden Erprobung des Heilserums stand die bereits erwähnte, angemessene Vorsicht entgegen, die Behring bei der Übertragung von tierexperimentellen Ergebnissen auf den Menschen von Beginn an walten ließ. Zum anderen waren bei der Prüfung des Heilserums alle damals zur Verfügung stehenden experimentellen Methoden ausgeschöpft worden.[64]

Weindling zufolge wurden Kinder in Armenkrankenhäusern zuweilen potentielle Opfer von Versuchen bestimmter „medizinsicher Enthusiasten“.[65] Im Herbst 1894 sah sich Behring durch einen solchen Vorwurf zur Veröffentlichung einer durch Professor Ehrlich verifizierten Gegendarstellung genötigt:

> *„Das, was durch die Berliner „Post“ vor vierzehn Tagen als Gerücht lancirt wurde, daß nämlich drei zu Schutzzwecken behandelte Kinder erkrankt und gestorben seien, hat sich als ein Märchen entpuppt [...]. Ein Kind, das mit dem Scheringschen Präparat vor längerer Zeit eingespritzt worden ist, bekam später Diphtherie und wurde in todkrankem Zustande mit dem Höchster Präparat erfolglos behandelt.“*[66]

Es bleibt unklar, auf welches konkrete Ereignis Weindling bei seiner Äußerung Bezug nimmt. Im Falle des Diphtherieheilserums konnte von mir kein solcher Fall nachgewiesen werden.

---

[62] Behring (1894), S. 257.
[63] Eulenburg (1896), S. 255-256.
[64] Elkeles (1996), S. 150.
[65] Weindling (1992), S. 126.
[66] Behring (1894), S. 256-257.

4 Die Vermarktung des Diphtherieheilserums

4.1 Produktion und Nachfrage

Zum Ende des 19. Jh. bestanden zwischen Wissenschaft und Industrie kaum geschäftliche Verbindungen. Forscher waren zurückhaltend bei der finanziellen Verwertung ihrer Entdeckungen oder der Bindung an einen industriellen Partner[67]. Das 1877 in Kraft getretene deutsche Patentgesetz und das Gesetz zum Schutz der Warenbezeichnungen von 1894 sicherten erstmals den Schutz von Produktionsverfahren bzw. Produktbezeichnungen und Verpackungen und ermöglichten somit deren Vermarktung.[68] Die Farbwerke Hoechst[69] stellten bereits ab 1883 pharmazeutische Produkte her. Der wirtschaftliche Durchbruch gelang in diesem Bereich im Jahre 1884 mit dem Antipyrin. Seit 1891 wurde *Tuberculoidin* in Höchst hergestellt. Es bestanden somit von Seiten der Farbwerke bereits Erfahrungen mit der Herstellung von Pharmaka, bei denen bakteriologische Verfahren zum Einsatz kamen.[70]

Im April des Jahres 1892 gab es für die Vermarktungsfähigkeit des Heilserums zwar erste Indizien in Form einiger klinischer Erfahrungen, diese waren jedoch selbst für die Verhältnisse der Zeit als nur bedingt aussagekräftig anzusehen. In diese Zeit fällt die erste Kontaktaufnahme zwischen August Laubenheimer und Behring. Laubenheimer, ein ehemaliger Professor für Chemie, war seit 1887 im Vorstand bei Hoechst. Durch sein großes Interesse für die Entwicklungen in der Bakteriologie hatte er Kontakte zu den führenden Wissenschaftlern auf diesem Gebiet – unter anderem auch zu Emil Behring.[71] Grundlage für Laubenheimers nicht risikoarme Entscheidung dem Vorstand die industrielle Produktion des Serums zu empfehlen mag in seiner ständigen Suche nach Möglichkeiten zur gegenseitigen Befruchtung von akademischer Forschung und industrieller Arbeit gelegen haben.[72]

Die große soziale Bedeutung der Diphtherie und der Mangel an einer gleichwertigen Therapie sind Gründe für die überwältigende Nachfrage nach dem Diphtherieheilserum. Dies machte die Produktion des Diphtherieheilserums zu einem vielversprechenden Investitionsobjekt: die Farbwerke rechneten im April 1894 mit etwa 240.000 Mark Jahresumsatz. Am 1. August 1894 gaben die Farbwerke das Serum zum Vertrieb frei und verkauften in den ersten

67 Throm (1995), S. 47.

68 Stapel (1988), S. 52. Alle Gesetzgebungen, die einen direkten Einfluss auf den Arzneimittelmarkt hatten, standen in einem Spannungsfeld verschiedener Interessen von Seiten der pharmazeutischen Industrie, des Staates, der Apotheker und der wissenschaftlichen Fachwelt. (Stapel (1988), S. 73-102).

69 Farbwerke Hoechst, vormals Meister, Lucius und Brüning, in Höchst.

70 Throm (1995), S. 47.

71 ebd., S. 48

72 Bäumler (1971)8.1, S. 21.

drei Monaten 30.000 Fläschchen. Bei diesen Geschäftsaussichten begannen die Farbwerke mit dem Bau einer Serumanstalt, die im November 1894 eingeweiht wurde. Bis Ende des Jahres konnte die Anlage durch Gewinn aus dem Serum abgeschrieben werden und man plante die Herstellung weiterer Sera gegen Infektionskrankheiten.[73]

4.2 Preispolitik und Gewinne

Das Pariser Institut Pasteur besaß in Frankreich das Monopol für die Serumherstellung und gab dieses kostenlos ab. Es war Behrings Auffassung, dass eine staatliche Serumproduktion nach französischem Vorbild in Deutschland zu einer Verbilligung des Serums und außerdem zu einer Offenlegung von Forschungsergebnissen geführt hätte.[74] Tabelle 4.1 gibt einen Überblick über die Netto-Reingewinne der Farbwerke Hoechst und Behrings Anteil aus Herstellung und Vertrieb des Diphtherieheilserums in den Jahren 1895 bis 1904.

Nach Behring hätte bereits beim Neubau des Berliner Instituts für Infektionskrankheiten eine Abteilung für die Kontrolle serotherapeutischer Präparate eingeplant werden sollen. Im Jahre 1903 forderte er die Einrichtung eines staatlichen Instituts für serobakteriologische Präparate. Die Farbwerke vertraten aus verschiedenen Gründen die Auffassung, dass die Einrichtung einer staatlichen Serumabgabestelle die Preise nicht senken könne.[75] Nach einem Spendenaufruf im November 1894 unter dem Protektorat Ihrer Majestät, der Kaiserin und Königin Auguste-Victoria, für ein Deutsches Institut für Serumtherapie wurde dieses Vorhaben letztendlich nicht verwirklicht.[76]

Ebenfalls im November 1894 forderten Behördenvertreter die Farbwerke auf, die Preise zu senken, da in der Armenkrankenpflege und in Krankenhäusern große Mengen des Serums benötigt wurden.[77] Laubenheimer argumentierte, dass sich die Investitionen in die Entwicklung und die Produktionsanlagen zunächst rentieren müssten und dass die Versorgung der Armen durch Spenden sichergestellt wäre. Vielmehr sollten nach Meinung der Serumhersteller die staatlichen Gebühren für Chargenprüfung und die Kosten für die Erfüllung staatlicher Auflagen gesenkt werden.[78] Auf Druck der Medizinalbehörde wurden im März 1895 die Preise auf 35 Pf./100 I.E.[79] gesenkt und ein verbilligter Serum-Preis für Arme (27,5 Pf./100 I.E.) ein-

[73] Throm (1995), S. 54
[74] ebd., S. 72.
[75] ebd., S. 74.
[76] ebd., S. 71.
[77] ebd., S. 77.
[78] ebd., S. 77.
[79] Eine *I.E.* entspricht hierbei einer Immunisierungseinheit, einem Maß für die Wertigkeit des Heilserums. Für die Therapie eines Patienten wurde Heilserum benötigt, das mindestens etwa 1.500 I.E. entsprach.

geführt.[80] Behring, Ehrlich und Wassermann riefen öffentlich zur Gründung von Fonds zugunsten der Serumforschung auf, was die Gründung des Komitees zur Beschaffung von Heilserum für Unbemittelte nach sich zog.[81]

Die preußische Regierung hatte großes Interesse an einer kontinuierlichen und ausreichenden Versorgung der Bevölkerung mit Diphtherieheilserum. Als es zu Differenzen zwischen Behring und den Farbwerken kam, teilte Althoff[82] Laubenheimer mit, dass die Preußische Regierung Behring für die Produktion serobakteriologischer Präparate jährlich 20.000 Mark zahlen würde.[83] Behring hätte sich aber durch das Eingehen eines Vertrages mit der Regierung zu jeder Zeit finanziell schlechter gestellt als dies in seinen Vertragsverhältnissen mit den Farbwerken der Fall war. Dafür, dass dies ein wesentlicher Beweggrund Behrings war, die Angebote von staatlicher Seite abzulehnen, sprach seine Aussage, auf das gut angelaufene Projekt mit Höchst nicht verzichten zu wollen, solange nicht durch die Gründung eines staatlichen Serumbetriebes eine lukrative Position für ihn gesichert sei.[84]

4.3 Die Verteilung des Serums und Maßnahmen zur Sicherung der Qualität

Ein enormer Bedarf an Heilserum stand der vergleichbar geringen Produktionsmenge gegenüber, so dass es zu Versorgungsengpässen kam. Auf die Tatsache, dass Serum anfangs nur in einigen Kliniken zur Verfügung stand, wurde bereits eingegangen. In den Jahren danach war die Anwendung, von Ausnahmen abgesehen, auf die Krankenhäuser beschränkt. In den Augen der Bevölkerung wandelte sich das Bild des Krankenhauses von einer Zufluchtsstätte für Arme und Bedürftige zu einem Ort, an dem es die Möglichkeit gab, in den Genuss dieser modernen und wirksamen Therapie der Diphtherie zu kommen. Verkompliziert wurde die Situation dadurch, dass sich die meisten Krankenhäuser in den Zentren der großen Städte befanden, während die Majorität vor allem der ärmeren Bevölkerung in der Peripherie der Städte lebte. Dies erforderte die Schaffung einer gut organisierten Infrastruktur zur Verteilung des Serums. In dem Teil der Literatur, der hier berücksichtigt wurde, fand sich kein sachlicher Hinweis auf eine sozial ungerechte Verteilung des Serums.

Die Medizinalbehörde ordnete die systematische Erfassung der Therapieerfahrungen durch Fragebögen an. Die Ergebnisse der Auswertung dieser Fragebögen wurden veröffentlicht.

[80] Throm (1995), S. 80.
[81] Weindling (1992), S. 138.
[82] Friedrich Althoff (1839-1908) arbeitete von 1897 bis 1907 als Ministerialdirektor im Preußischen Kultusministerium, wo er insbesondere mit dem Hochschul- und Forschungswesen betraut war.
[83] Throm (1995), S. 64.
[84] ebd., S. 72.

Weitere Maßnahmen, die die Qualität sichern sollten, war die staatliche Überwachung der Herstellung, Chargenprüfung, die Durchführung und Verbesserung der Wertbestimmung und später bakteriologische Prüfung mit der Forderung nach Sterilität des Serums.[85] Insgesamt kann der Umfang der staatlichen Kontrollfunktionen als ausgesprochen umfassend bezeichnet werden. Auch für die Anfangszeit der Verwendung des Heilserums findet sich kein offensichtlicher Hinweis auf eine Selektion der behandelten Zielgruppe (z.B. Kinder aus Armenvierteln) im Sinne eines epidemiologischen Versuches.

[85] Eine umfassende Darstellung der staatlichen Kontrolle des Diphtherieheilserums findet sich bei Carola Throm (1995), S. 114-161.

5 Exkurs: Der Einfluss der Einführung von Tracheotomie und Intubation auf die Überlebenschance der Patienten

Ist der Ort der Diphtherieinfektion der Kehlkopf, so kommt es durch Bildung der diphtherischen Membranen und durch das inflammatorische Ödem an dieser Stelle zur Verengung der Atemwege. Letztere führt häufig zu einer lebensbedrohlichen Atemnot, die nur durch eine operative Methode[86] – also Tracheotomie bzw. Intubation – behoben werden kann.

Die Tracheotomie wurde von Pierre Bretonneau in die Therapie der Diphtherie eingeführt und von ihm erstmals 1825 bei dieser Erkrankung angewandt[87]. Die erste Intubation führte 1884 der Amerikaner I. O'Dwyer durch.[88] Die Intubation konnte sich in Deutschland anfangs nicht gegen die schon fast fünfzig Jahre lang praktizierte Tracheotomie durchsetzen[89]. Dies lag daran, dass den Vorteilen der Intubation – sie ist die physiologischere Methode und verläuft unblutig (d.h. ohne die Gefahr einer Wundinfektion oder Nachbehandlungen der Operationswunde) – wesentliche Nachteile gegenüberstanden. Der gravierendste Nachteil dieser Technik lag in der häufigen Entstehung von Druckgeschwüren in der Luftröhre und dem Auftreten von Lungenentzündungen durch Aspiration von Flüssigkeit oder Nahrung.[90] Die starren Tuben, die in den ersten Jahrzehnten Verwendung fanden wurden häufig ausgehustet oder ausgezogen. In diesen Fällen hatte eine sofortige Reintubation zu erfolgen und somit ständig ein mit der Intubation geübter Arzt in kürzester Zeit zur Verfügung zu stehen. Die Intubation war schon allein deshalb nur in der Klink ausführbar, wobei letzteres auch für die Tracheotomie galt.[91]

Unabhängig von der Wahl des Verfahrens führt das Beheben der Atemnot zu einer Stabilisierung des Kreislaufes und zur Beruhigung des Patienten. Die Verfahren haben jedoch keinen Einfluss auf die spezifischen Krankheitsprozesse. Stirbt ein Patient trotz dieser Maß-

86 Im Folgenden sollen Tracheotomie und Intubation als operative Verfahren in der Diphtherietherapie zusammengefasst werden. Definitionsgemäß handelt es sich bei der Intubation nicht um eine Operation, da sie keinen chirurgischen Eingriff mit Verletzung der körperlichen Integrität darstellt. Im historischen Kontext scheint dies jedoch zulässig zu sein, da für die Verhältnisse der Zeit ein großer instrumenteller Aufwand und eine spezielle Schulung des Arztes in der Technik der Intubation notwendig war.

87 Bretonneau (1826)

88 Jussas (1939), S. 7.

89 „Seit 1. Juli 1893 bis Mitte October 1894 erkrankten [in Constanz] 293 Personen an Diphtherie. [...] Die Tracheotomie musste 54 Mal ausgeführt werden; in 8 Fällen wurde intubirt." Auf welcher Grundlage die Entscheidung gefallen ist, ob tracheotomiert oder intubiert wurde, findet sich an dieser Stelle kein Hinweis. (Seiz (1894), S. 606).

90 Terjung (1944), S. 15-18.

91 Im Rahmen einer Behandlung im Hause der Patienten wurde die „Tracheotomie, deren Indikationen unbedingt gegeben waren, [...] wegen der nicht zu bewerkstelligenden Nachbehandlung ausgeschlossen [...]." (Kann (1894), S. 981).

nahmen, so ist die Todesursache in der Wirkung des bakteriellen Toxins auf Herzmuskel bzw. Nervensystem zu sehen.[92]

Gerda Jussas konstatiert, allein die Einführung der Tracheotomie bzw. der Intubation hätte keine Senkung der Letalitätsziffern herbeigeführt.[93] Hierbei ist zu bedenken, dass die Diphtherie unbehandelt nicht in allen Fällen tödlich endet, der Tod allerdings häufig durch Ersticken eintritt. Die lebensverlängernde Wirkung der Tracheotomie, die mehrfach kasuistisch beschrieben wurde[94], bedingt die Steigerung der Überlebenschance der Patienten durch die Möglichkeit, in der gewonnenen Zeit doch noch zu genesen. Selbst wenn dieser Effekt statistisch kaum nachweisbar war, so war bereits Bretonneau auf Grund seiner Beobachtungen zu diesem Schluss gekommen:

> *„Le meilleur argument en faveur de cette opération, serait un exemple de guérison obtenue, par son moyen, au dernier dégrée de la diphthérite trachéale; dans l'observation que je vais citer, elle n'a prolongé la vie que de peu d'instans."*[95]

Das durch den operativen Eingriff geschaffene Zeitfenster für die Behandlung mit dem antitoxischen Serum hatte einen positiven Effekt auf die Prognose der Patienten. Dies statistisch nachzuweisen hatte sich als ausgesprochen schwierig erwiesen, da einerseits die Indikation zum operativen Eingriff nur subjektiv gestellt werden kann, und andererseits die Virulenz des Keimes, wie auch der Behandlungsbeginn sehr verschieden sein konnten.

Die operativen Verfahren wurden mit der Einführung des Diphtherieheilserums keineswegs überflüssig, vielmehr konnten beide Verfahren ihre volle Wirksamkeit erst in Kombination mit der Serumtherapie entfalten. Dies erklärt sich daraus, dass die Wirkung des Heilserums nicht schon am Tage der Verabreichung einsetzte:

> *„... so sieht man allerdings am Tage nach der Injektion nichts Besonderes. man sieht erst am zweiten Tage, manchmal auch erst am dritten Tage eine wesentliche Besserung des Allgemeinbefindens. Kinder, welche müde, abgespannt, leichenblass, tiefelend hereingekommen sind, verlieren alle diese Erscheinungen; sie werden munter, sitzen im Bett auf, spielen, sind theilnehmend geworden [...] und [...] haben Appetit bekommen ..."*[96]

Um die Zeitspanne bis zum Wirkungseintritt des Heilserums – in der schon eine lebensbedrohliche Atemnot bestehen konnte – zu überbrücken, waren Tracheotomie bzw. Intubation nach wie vor die einzigen wirksamen Maßnahmen. Die Ursache für die hohe Sterblichkeit von tracheotomierten Patienten lag nicht in spezifischen Risiken der operativen Verfahren, son-

---

92 Terjung (1944), S. 12-14.
93 Jussas (1939), S. 7.
94 Pingler (1879), S. 139-140.
95 Bretonneau (1826), S. 220.
96 Heubner (1895), S. 45.

dern darin, dass Patienten mit Atemnot fast immer schon einige Tage krank waren, bevor sie in Behandlung kamen.

> *„Diese Erscheinung, dass bei der Serumbehandlung mit der Zahl der Krankheitstage ein Anschwellen der Mortalität stattfindet, lässt sich in besten Einklang bringen mit den experimentellen Thatsachen. Je länger das Diphtheriegift auf den Körper eingewirkt hat, je weiter die mechanische Behinderung der Athmung ausgebildet und je schwerer die Mischinfection ist, desto weniger können wir hoffen, durch die Zerstörung des frei kreisenden Diphtheriegiftes und durch Aufhalten der Membranbildung den kranken Körper günstig zu beeinflussen.“*[97]

Diesbezüglich war selbst bis ins zwanzigste Jahrhundert hinein kein Wandel zu verzeichnen.[98] Außerdem muss hierbei die Tatsache berücksichtigt werden, dass

> *„... die Sicherheit des Erfolges der Serumbehandlung wesentlich abhängig ist von dem Zeitpunkt nach der Erkrankung, an dem die Kinder zur Behandlung mit Serum kommen, und dass in den ersten Tagen Resultate erreicht wurden, wie sie bisher noch nicht beobachtet sind.“*[99]

Die Frage, wann bei Diphtherie die Indikation zur operativen Intervention zu stellen ist, wurde noch bis in die 40er Jahre des 20. Jahrhunderts kontrovers diskutiert.[100] Teilweise wurde das Hinauszögern des Eingriffes bis zum spätestmöglichen Zeitpunkt empfohlen. Die mit dem Eingriff selbst verbundenen Komplikationen sind im Angesicht des drohenden Erstickungstodes des Patienten jedoch als unwesentlichen anzusehen. Dem Rechnung tragend wurde es in späterer Zeit als Kunstfehler angesehen, wenn bei insuffizientem Kreislauf der operative Eingriff unterblieb.[101]

---

97 Ehrlich, Kossel, Wassermann (1894), S. 354.

98 Connerth (1925), S. 188.

99 Ehrlich, Kossel, Wassermann (1894), S. 354.

100 Terjung (1944) stellt in seiner Arbeit die Argumente verschiedener Autoren zu dieser Frage dar (S. 13-15). Es geht daraus geht hervor, dass es bis zu diesem Zeitpunkt keine allgemein akzeptierte Auffassung darüber gab, wann die Indikation zum operativen Eingriff gestellt werden sollte.

101 Connerth (1925), S. 188.

6 Schlussfolgerungen

Vor der Einführung der Serumtherapie in den Jahren 1890 bis 1894 existierte keine wirksame Therapie der Diphtherie, die am Ende des 19. Jahrhunderts zu den größten gesundheitspolitischen Problemen in Deutschland und Europa zählte.

Mit der Serumtherapie verwirklicht sich ein kausales Therapiekonzept, das sich auf die Bekämpfung der toxischen Produkte des bakteriellen Erregers der Diphtherie stützt. Die immense soziale Brisanz der Diphtherie macht die epochale Bedeutung der Heilserumtherapie aus.

Den ersten Versuchen an Menschen, die zur Etablierung der Serumtherapie notwendig waren, gingen laborchemische Untersuchungen und Tierversuche voraus. Dabei wurden die damals zur Verfügung stehenden Methoden voll ausgeschöpft. Ein Hinweis auf unethische Humanexperimente findet sich in der berücksichtigten Literatur nicht. Die Beurteilung der Wirksamkeit der Serumtherapie musste dem epidemiologischen Verhalten der Diphtherie gerecht werden um sich gegen die Argumente der Serumkritiker behaupten zu können. Die Serumtherapie war seit 1896 fester Bestandteil des ärztlichen Repertoires und markiert gleichzeitig einen Imagewechsel des Krankenhauses als Institution zu einem Ort, an dem moderne, wissenschaftliche Medizin zur Anwendung kam.

Die Vermarktung des Diphtherieheilserums in Deutschland war gekennzeichnet durch fortschrittliche Maßnahmen zur Sicherung der Qualität, hier vor allem von Seiten des Staates.

Die operativen Verfahren in der Therapie der Diphtherie (Tracheotomie und Intubation) stellten sowohl vor, als auch nach der Einführung der Serumtherapie eine wichtige therapeutische Option bei Kehlkopfdiphtherie dar.

Nachdem die Diphtherie 1975 als ausgerottet angesehen wurde, nehmen die Erkrankungsfälle seit einigen Jahren wieder stark zu. Noch heute werden sowohl das Diphtherie-Antitoxin, als auch die Diphtherieschutzimpfung auf nahezu gleiche Weise hergestellt und angewendet, wie dies bei ihrer Einführung der Fall war.

7 Anhang

Tabelle 3.1

Vergleich der Todesfälle infolge verschiedener Infektionskrankheiten des Kindesalters in Preußen von 1900 bis 1902 auf 10 000 Kinder. [102]

Alter in Jahren	0-1	1-2	2-3	3-5	5-10	10-15
Diphtherie	8,0	53,7	11,2	157,0	140,1	54,1
Scharlach	3,5	26,6	77,0	123,1	133,0	52,4
Masern	11,7	69,4	66,2	47,1	27,4	6,3
Keuchhusten	32,5	61,2	46,0	28,6	10,6	2,0

Tabelle 4.1

Netto Reingewinne der Farbwerke Hoechst aus Herstellung und Vertrieb des Diphtherieheilserums. [103]

Betriebsjahr	Gesamtreingewinn	Behrings Anteil
1895	706 770,12 M	353 385,06 M
1900	325 487,40 M	108 495,77 M
1904	296 851,60 M	84 561,72 M

[102] nach Gottstein (1929), S. 66.

[103] nach Throm (1995) S. 206.

8 Verzeichnis der Quellen und der Literatur

8.1 Quellenverzeichnis

Baginsky, A.: Verschiedene Redner auf der Sitzung der Berliner medicinischen Gesellschaft vom 12. Dezember 1894, in: DMW 20, 1894, S. 154-156.

Behring und Kitasato: Ueber das Zustandekommen der Diphtherie-Immunität und der Tetanus-Immunität bei Thieren, in: DMW 16, 1890, S. 1113-1114.

Behring, Boer und Kossel: Zur Behandlung diphtheriekranker Menschen mit Diphtherieheilserum, in: DMW 19, 1893, S. 389-393.

Behring, Emil von: 30 Jahre Diphtherieforschung, in: E. v. Behring's Gesammelte Abhandlungen. Neue Folge, hg. von Albert Ahn, Bonn 1915.

Behring, Emil: Das neue Diphtheriemittel, in: Die Zukunft 9, hg. von Maximilian von Harden, Berlin 1894, S. 97-109, 249-64.

Boas: Umschau über die neueren Arzneimittel, in: DMW 16, 1980, S. 19-20, 38-39, 78-79, 120, 182-183.

Bretonneau, Pierre: Des inflammations spéciales du tissu muqueux, et en particulier de la diphthérite. Ou inflammation pelliculaire, comme sous le nom de croup, d'angine maligne, d'angine gangréneuse, etc., Paris 1826.

Connerth, O.: Zur operativen Behandlung des Diphtherie-Krupps in ersten und zweiten Lebensjahre, in: DMW 51, 1925, S. 188.

Ehrlich, Kossel und Wassermann: Ueber Gewinnung und Verwendung des Diphtherieheilserums, in: DMW 16, 1894, S. 353-355.

Gottstein, Adolf: Verschiedene Redner auf der Sitzung der Berliner medicinischen Gesellschaft vom 12. Dezember 1894, in: DMW 20, 1894, S. 154-156.

Hahn, E.: Bericht über die Sitzung der Berliner Medicinischen Gesellschaft vom 19.12.1894, in: DMW 21, Vereinsbeilage, 1895, S. 2.

Kann, Max: Beitrag zur Behandlung der Diphtherie mit Heilserum, in: DMW 20, 1894, S. 981-982.

Löffler, Friedrich: Zur Therapie der Diphtherie, in: DMW 17, 1891, S. 353-356.

Mayer, Pauli, Tiedemann, Happe, Gerdes und Steffen: Ueber Behandlung der Rachendiphtherie, in: 63. Versammlung Deutscher Naturforscher und Aerzte, Bremen 1890, in: DMW 17, 1891, S. 438-440.

Pingler, Georg: Der diphtherische Croup und seine Behandlung durch Wasser und die Tracheotomie, Heidelberg 1879.

Pletzer jr.: Die Ursache der Diphtherie, in: 63. Versammlung Deutscher Naturforscher und Aerzte, Bremen 1890, DMW 17, 1891, S. 438-440.

Schulz, Hugo: Neue Arzneimittel und ärztliche Praxis, in: DMW 15, 1989, S. 12-14.

Seiz, G.: Zur Serumtherapie bei Diphtherie, in: Therapeutische Monatshefte 8, 1894, S. 605-609.

Strübing: Zur Therapie der Diphtherie, in: DMW 17, 1891, S. 1299-1303.

Virchow, Rudolf: Verschiedene Redner auf der Sitzung der Berliner medicinischen Gesellschaft vom 5. December 1894, in: DMW 20, 1894, S. 153-154.

Virchow, Rudolf: Verschiedene Redner auf der Sitzung der Berliner medicinischen Gesellschaft vom 12. März 1890, in: DMW 16, 1890, S. 247-248.

8.2 Literaturverzeichnis

Baginsky, Adolf: 25 Jahre von Behring's Serumtherapie der Diphtherie. An der Hand von eigenen klinischen Erfahrungen beleuchtet, in: Berliner Klinische Wochenschrift 52, 1915, S. 1268-1271.

Bäumler, Ernst: Auf der Suche nach der Zauberkugel, Düsseldorf/Wien 1971.

Bókay, Johannes von: Die Diphtherie seit Bretonneau, in: Ergebnisse der inneren Medizin und Kinderheilkunde 42, 1932, S. 463-634.

Brandis H, u.a. (Hg.): Lehrbuch der Medizinischen Mikrobiologie, 7. Aufl., Stuttgart u.a. 1994.

Elkeles, Barbara: Der moralische Diskurs über das medizinische Menschenexperiment im 19. Jahrhundert, Stuttgart/Jena/New York 1996.

Fenakel, Elisabeth: Ein Beitrag zur Epidemiologie der Diphtherie im zwanzigsten Jahrhundert, Basel/New York 1953.

Geison, Gerald L.: The private science of Louis Pasteur, Princeton/New Jersey 1995.

Gottstein, Adolf: Die Lehre von den Epidemien, Berlin 1929.

Hagedorn: Ueber Galvanokaustische Behandlung der Rachendiphtherie, in: DMW 17, 1891, S. 875-878.

Henius: Literatur-Beilage der Deutschen Medicinischen Wochenschrift, in: DMW 22, 1896, S. 15.

Heubner, Otto: Die Erfolge der Heilserum-Behandlung der Diphtherie, in: Verhandlungen des Kongresses für Innere Medizin 13, 1895, S. 19-132.

Jaeckel, Gerhard: Die Charité. Die Geschichte eines Weltzentrums der Medizin von 1710 bis zur Gegenwart, 3. Aufl.,Ullstein 2000.

Jussas, Gerda (Diss.): Die Diphtherie in Königsberg (Pr) während der letzten 45 Jahre, Königsberg 1939.

Langjahr, Hans-Georg (Diss.): Der pharmakologische Tierversuch in der deutschen Fachliteratur 1830-1860, Mainz 1977.

Stapel, Ute: Die Arzneimittelgesetze 1961 und 1976, Stuttgart 1988.

Terjung, Hans: Ueber Intubation und Tracheotomie bei der Behandlung des diphtherischen Krupps, Kassel 1944.

Throm, Carola: Das Diphtherieserum: ein neues Therapieprinzip, seine Entwicklung und Markteinführung, Stuttgart 1995.

Weindling, Paul: From Isolation to Therapy. Children's hospitals and diphtheria in *fin de siècle* Paris, London and Berlin, in: In the name of the child. Health and welfare, 1880-1940, hg. von Roger Cooter, Manchester 1992.

Weindling, Paul: From medical research to clinical practice: serum therapy for diphtheria in the 1890s, in: Medical Innovations in Historical Perspective, hg. von John V. Pickstone, Manchester 1992, S. 72-83.

Winau, Rolf: Vom kasuistischen Behandlungsversuch zum kontrollierten klinischen Versuch, in: Versuche mit Menschen in Medizin, Humanwissenschaft und Politik, Hg. von Hanfried Helmchen und Rolf Winau, Berlin/New York 1986, S.83-107.

Zeiss, H. und R. Bieling: Behring. Gestalt und Werk, 1. Aufl., Berlin-Grünewald 1941.